AF310041

QUELQUES OBSERVATIONS

DE

DELIRIUM TREMENS

PAR

LE DOCTEUR C. BLEY

(DE BARR)

ANCIEN AIDE DE CLINIQUE A LA FACULTÉ DE MÉDECINE DE STRASBOURG.

(Lu à la Société de médecine de Strasbourg.)

STRASBOURG

TYPOGRAPHIE DE G. SILBERMANN.

1868.

QUELQUES OBSERVATIONS

DE

DELIRIUM TREMENS.

Obs. I. — M..., tonnelier, trente-cinq ans, constitution usée par des excès alcooliques datant de plusieurs années. Symptômes d'alcoolisme chronique. Il y a deux ans déjà il eut un accès de *delirium tremens* avec vomissements de matières noirâtres, que l'on traita par des émissions sanguines. Durant toute la semaine dernière il fit des excès de vin tels qu'il ne dégrisa pas un instant.

Le 28 octobre 1861. Aujourd'hui il cesse de boire, et on remarque que son agitation des jours passés fait place à des dispositions moins bruyantes ; il devient taciturne et obsédé par des idées noires.

Le 29. Dans la nuit il a eu des hallucinations, se croyant entouré d'assassins, et sa terreur le jette dans un délire furieux.

Le 30. L'intelligence paraît nette ; il marque de l'étonnement au souvenir de ses hallucinations de la nuit dernière. Agitation générale de tout le corps, ne tient pas en place. Pouls 65, mou, large. Courbature, tête lourde, pas de céphalalgie. Yeux brillants, sans injection. Teint coloré. Soif. Langue chargée, pâteuse, amère. Anorexie, ventre libre. Urines normales.

Prescription : Ipéca, 1,50 ; émétique, 0,05, en trois doses. Compresses froides sur le front.

Après avoir eu plusieurs vomissements, le malade est pris, vers 2 heures du soir, d'un nouvel accès de délire furieux ;

on dut employer la force pour le maintenir. Mêmes hallucinations que la veille, mêmes terreurs, scènes d'attendris-
sement.

Le 31. A 3 heures du matin, recrudescence du délire; le
pouls reste large, mou, à 70.

Extr. thébaïque, 0,10, dans julep, 100,00; 1 cuill. à
bouche par heure.

A 7 heures du matin, le délire se calme un peu, mais les
angoisses continuent. Sueurs abondantes, pouls 90, face
colorée, loquacité, tous les muscles sont en mouvement.
Langue sale. Je fais prendre d'heure en heure 4 paquets de
calomel et jalap.

A midi, nouvelle dose de 0,10 extr. thébaïque.

A 2 heures, le délire reprend. Pas de selle. Pouls 90.

A 6 heures du soir, même état. 0,10 extr. thébaïque en
deux fois, à une demi-heure d'intervalle. Pendant la nuit il
reprend la même dose, ce qui porte à 0,40 la quantité d'extrait prise dans les vingt-quatre heures, mais sans résultat.
Il prend en outre le soir 2 paquets de sulfate de quinine à
une heure d'intervalle.

Le 1er novembre. A 2 heures du matin, recrudescence de
délire furieux, qui diminue vers le matin. Pouls 120, petit,
mou. Urines chargées, une selle dans la nuit.

Prescription : Sulfate de quinine, 1,00, en deux doses,
d'heure en heure. Extr. thébaïque, 0,20, dans une potion
de 120,00, une cuill. à bouche par demi-heure. Café, eau,
bouillon.

A 2 heures du soir, après quelques velléités de reprise,
le délire fait place à l'affaissement. Le malade est encore
occupé de ses hallucinations, il bavarde sans cesse; tous
ses tendons sont agités, mais on n'est plus obligé de le
tenir. Pouls 90, petit, mou. Sueurs abondantes. Pas de
selle.

Il est à remarquer qu'au milieu de son délire, M... n'a jamais cessé de reconnaître les personnes qui l'entouraient; il prenait volontiers ses médicaments.

Même prescription. Lavement purgatif. Cette nuit est la première où il dort depuis cinq fois vingt-quatre heures; mais il a eu encore un accès plus violent que les précédents de 6 heures du soir à minuit.

Le 2. N'a pris que la moitié de sa potion; il s'éveille après cinq heures de sommeil, brisé de fatigue, la vue troublée. Bourdonnements d'oreille. Soif vive, appétit, ventre libre. Peau chaude, pouls 80. Il y a encore des traces d'agitation, et il prend ce matin une dernière dose de quinine, ainsi que des aliments. Le calme revint peu à peu, mais les hallucinations cessèrent plus lentement.

Après cette attaque il y en eut une autre, mais je n'ai pas pu en retrouver les notes.

Le 24 novembre 1864, je fus de nouveau appelé chez M...; il avait continué ses excès comme antérieurement, et depuis une huitaine de jours il passait de nouveau ses nuits sans sommeil, avec des sueurs froides très-abondantes, tremblement des membres, la physionomie inquiète, affectant une brusquerie de mouvements frappante et comme pour se donner une contenance. Il a des hallucinations de la vue qui le jettent dans des angoisses extrêmes; mouvements incohérents. Anorexie, soif, ventre libre, pouls petit, à 85.

10 pil. d'extr. thébaïque à 0,05, à prendre d'heure en heure.

Le 25. A pu dormir. Journée agitée; cependant l'intelligence revient aussi longtemps qu'on occupe son attention. On continue les pilules d'heure en heure, tant qu'il ne dort pas (20 pil.).

Le 26. Mieux. Même traitement (20 pil.).

Le 27 et le 28. Continue d'aller mieux. Pendant la nuit il y a encore de l'agitation musculaire. Plus d'hallucination, mais il n'a pas conscience de ce qui s'est passé.

Le 29. Va bien. Le tremblement continue.

Résumé. — Ivrognerie habituelle et de longue date. Symptômes d'alcoolisme chronique. A la suite d'excès plus considérables que d'habitude, et après une période prodromale d'une huitaine de jours, le *delirium tremens* survient avec une grande violence. Pendant les trois premiers jours, le traitement se borna à des compresses froides, qui du reste ne purent pas être maintenues régulièrement en raison des mouvements désordonnés, et à l'administration de médicaments évacuants. Ce traitement resta sans résultat, et il fallut en venir à l'opium, qui fut donné à doses relativement peu élevées, 0,70 d'extrait en trente-six heures, après quoi le sommeil vint annoncer la fin du délire.

En 1864, nouvelle attaque; l'opium fut donné d'emblée à dose élevée. Après la dixième pilule, le malade s'endormit, et les accès ne reparurent plus; on continua le médicament pendant deux jours après le retour du sommeil, et la guérison se maintint (50 pil. en trois jours).

Obs. II. — N..., vigneron, cinquante-cinq ans, constitution robuste. Il y a six ans, il eut une fièvre typhoïde dont il guérit parfaitement. Est atteint depuis longtemps d'un tremblement des mains à la suite de grands excès de vin habituels; sa physionomie est celle des ivrognes affectés d'alcoolisme chronique.

Le 18 juin 1862, il a sa première atteinte de délire alcoolique. Peau chaude, baignée de sueur. Regard brillant, conjonctives injectées, cornées nettes, se frotte continuellement les yeux. Pouls plein et sans dureté, à 80. Agitation sans trève de tout le corps, tressaillement des tendons, hallucinations de la vue, se voit entouré de personnes et d'animaux imaginaires, ne se plaint de douleur qu'aux reins, parce qu'il est mal couché, dit-il. Ventre rétracté, pas de garde-robe depuis avant-hier, urines normales.

Vent. scarif., 8, aux reins ; Sedlitz ; d'heure en heure 1 pil. de 0,01 ; extr. gomm. d'opium (20 pil.).

Le 19. Plusieurs selles. L'agitation et les hallucinations empirent. Intelligence abolie ; cherche à quitter son lit.

20 pil. de 0,02 extr. gomm. d'opium de demi en demi-heure.

Le 20. Le délire s'aggrave. On est obligé de le faire maintenir au lit de force ; cependant il parvint à s'échapper et monta au grenier, où il essaya de se jeter par la lucarne. Hallucinations de l'ouïe et de la vue. N'a pas dormi depuis quarante-huit heures. La physionomie a toujours son expression d'égarement ; les yeux sont brillants et injectés, et il continue de les frotter sans cesse avec les doigts. Le pouls n'a pas varié, peu d'urine, une selle.

20 pil. de 0,05 extr. gomm. d'opium de demi en demi-heure.

Le 21. Le calme est survenu vers le soir. Nuit tranquille, paroles incohérentes, les hallucinations continuent. Il a dormi de minuit à 4 heures du matin. Pouls 70, moins plein. La physionomie perd son animation, les tendons sont moins agités. Urine.

Sedlitz, une bouteille ; 20 pil. d'extr. thébaïque d'heure en heure.

A 11 heures du matin, accès épileptiforme avec perte de connaissance et convulsions des bras et des jambes ; au bout de deux heures, les ronflements annoncent un réveil prochain ; N... n'a pas conscience de cet accès ; il n'y a pas d'antécédents d'épilepsie dans sa famille. A 4 heures du soir on reprend les pilules.

Le 22. Nuit bonne, a sommeillé ; selles fréquentes, mais peu abondantes et accompagnées de ténesme rectal. Il achève de prendre les pilules prescrites hier. Aliments. L'amélioration se maintient.

Le 10 juillet 1863. Depuis sa maladie de l'an dernier, N...

est resté atteint de dyspepsie; il ne mange presque pas, mais continue ses anciens excès de vin.

Depuis quelques jours, le tremblement des mains augmente, les hallucinations reviennent et peu à peu le délire alcoolique reprend avec une grande violence. Vu l'état de la langue, je fais prendre un vomitif, et vers le soir 3 pil. de 0,05 extr. opium d'heure en heure.

Le 11. Le délire augmente. 24 pil. de 0,05 extr. opium d'heure en heure.

Le 12. Le calme se rétablit; a pu dormir. Achève de prendre les pilules prescrites hier.

Le 14. Continue de bien aller; demande à manger.

Mars 1864. Nouvelle atteinte du mal, très-violente, traitée cette fois d'emblée par des pilules de 0,05 extr. thébaïque, prises d'heure en heure. L'amélioration fut rapide, mais les hallucinations persistèrent plus longtemps que précédemment, quoique le malade continuât de prendre régulièrement ses pilules pendant plusieurs jours de suite.

Résumé. — Vigneron de constitution robuste. Excès habituels de vins forts. Le premier accès fut précédé d'une période prodromale de plusieurs jours. L'opium fut donné dès le début et le malade en prit 2,80 en cinq jours, mais ce n'est que le troisième jour que le sommeil survint et alors que l'opium eut été pris à doses très-fortes et coup sur coup.

Une deuxième attaque fut rapidement guérie en deux jours avec 1,35 d'extrait, pris par grains d'heure en heure.

Une troisième attaque (notes égarées) fut également améliorée rapidement par l'opium à fortes doses, mais les hallucinations ne disparurent que lentement.

Chacune de ces atteintes de délire fut accompagnée d'injection des conjonctives avec sensations portant le malade à se frotter les yeux. Le pouls ne fut que médiocrement influencé par la maladie, pas plus que l'affection chronique des voies digestives.

Obs. III. — O..., tonnelier, quarante ans, robuste. N'a pas l'habitude de s'enivrer, mais déjà par sa profession il est amené à boire beaucoup de vin. Sycosis de la lèvre supérieure. Il y a un an, fracture de la clavicule. Dans la soirée d'hier, en descendant de voiture en état d'ivresse, le pied lui manqua et dans sa chute il se fit une fracture de la partie moyenne de la jambe droite. La fracture réduite, j'appliquai un appareil et fis placer le membre dans une boîte de Baudens (16 août 1863).

Le 18. Rien de particulier jusqu'à ce matin. Après ma visite, il y eut un violent accès de *delirium tremens*. Hallucinations de la vue (voit des hommes qui lui parlent et des insectes sur son lit). Tous les muscles du corps sont en mouvement; cherche à se lever et à quitter son lit, au point qu'on dut l'y maintenir de force. Face turgescente, œil hagard, conjonctives injectées de sang. Sueurs profuses. Pouls de 90 à 100, sans dureté.

Le 19. L'appareil est défait, et dans la lutte qu'il a soutenue contre ses gardiens, O... a complétement dérangé sa fracture, le pied est entièrement retourné en dehors. Le délire continue comme hier. La fracture réduite, j'appliquai un nouvel appareil, sans aucune résistance de la part du malade, et je fis prendre d'heure en heure 1 pil. de 0,05 extr. thébaïque.

Le 20. Le délire ayant redoublé de violence pendant la nuit, les gardes, de leur propre autorité, forcèrent la dose du médicament, de sorte que le malade se trouve avoir pris jusqu'aujourd'hui à midi 40 pil. de 0,05 d'extr. d'opium.

On donna encore 4 pil. dans la soirée, après quoi le sommeil survint avec un calme relatif. Il ronfle en dormant. L'agitation des tendons continue; grande pâleur du visage. On peut l'éveiller de son sommeil; il reconnaît les personnes et ne tarde pas à se rendormir. Le pouls est petit, à 90. Pas de selle. Inf. de sené.

Le 21. O... s'éveille à 4 heures du matin, la tête lourde et n'ayant qu'un souvenir confus de ce qui s'est passé. Il portait avant son accident une blépharite ciliaire chronique; aujourd'hui les conjonctives des deux yeux sont injectées de sang et la moitié supérieure de la cornée droite est couverte par un nuage opaque. L'appareil est de nouveau dérangé. Instillations de sulf. zinc. dans les yeux.

Le 22. A partir d'aujourd'hui je n'ai plus qu'à m'occuper de la fracture; il se forma une plaque gangréneuse à la pointe du fragment supérieur, puis un foyer purulent, qui dut être ouvert au bistouri et qui se referma après l'élimination d'un petit séquestre. Après seize semaines, le malade fut parfaitement guéri; aujourd'hui il marche sans boiter.

Résumé. — Accès de *delirium tremens*, sans prodromes, à la suite d'une fracture de la jambe. Délire très-violent, ayant cédé rapidement, en un jour. avec 44 grains d'extr. d'opium.

Trouble de la cornée, sans ulcération consécutive. La fracture guérit sans autre accident que ceux produits par les mouvements désordonnés du malade pendant son délire.

Obs. IV. — P..., trente-trois ans, vigneron; fort buveur; n'a jamais été malade. En 1862, le 16 avril, il eut le pied gauche pris sous un très-gros tonneau qu'il voulait déplacer sans autre secours. Les os du pied furent écrasés, mais il n'y eut pas de plaie extérieure. Le lendemain ou le surlendemain il y eut un accès de délire alcoolique d'une extrême violence. Ulcère perforant de la cornée droite, à la suite duquel la chambre antérieure de l'œil se vida et s'applatit pendant plusieurs jours consécutifs avec hernie de l'iris. L'œil guérit avec adhérence de l'iris à la cornée et par suite déformation de la pupille.

La jambe dut être amputée au lieu d'élection et le moignon fut cicatrisé au bout de trois semaines. Il se développa plus

tard à la fesse droite un abcès par congestion, symptoma-
tique d'une lésion des vertèbres dorsales; cette collection
dut être ouverte et le malade mourut d'épuisement au bout
de huit mois.

Je cite cette observation de mémoire, les notes en ayant
été égarées, et particulièrement pour rappeler la lésion de
l'œil et la rapidité avec laquelle s'est cicatrisée la plaie du
membre amputé.

Obs. V. — R..., vigneron, soixante ans, grand buveur.

Le 27 novembre il fit une chute à la renverse par la fe-
nêtre d'un grenier à foin et tomba sur le sol d'une hauteur
de 5 mètres. Je n'ai pas pu avoir d'autres renseignements.
Il se plaint d'une violente douleur au sternum, dont je constate une fracture au niveau de la troisième pièce. En raison
de l'absence de gonflement il est très-facile de constater cette
fracture, le fragment supérieur est placé derrière l'inférieur.
La réduction s'opéra aisément quand le malade fut couché
sur un rouleau de balle d'avoine placé en travers du dos,
mais elle se dérangeait tout aussi aisément au moindre mouvement du malade. Du reste, pas d'ecchymose au sternum,
pas de toux, la respiration se fait librement. Apyrexie,
constipation, ecchymose autour des deux orbites, injection
des deux conjonctives, cuisson des yeux, pas de symptômes
cérébraux. Lotions froides. Résine de jalap.

Le 1er décembre. Accès de *delirium tremens;* on est obligé
de le maintenir au lit par la force. Hallucinations, voit des
insectes et des animaux de toutes sortes dans les rideaux de
son lit. Agitation des tendons, loquacité, sueurs abondantes.
Pouls à 90. Conjonctives injectées. Le purgatif a opéré.

Le 2. Le délire va en augmentant. Je prescris 1 cuill. par
heure d'extr. thébaïque, 1,00 dans 120 julep; mais comme
le calme tardait à survenir, on lui donna la potion plus rapidement, de manière qu'à 2 heures du matin le malade eut

pris en 4 fois 8 cuill. à bouche; on suspendit alors le médicament, parce que le malade s'endormait.

Le 3. Je trouvai, le matin, le malade dormant profondément avec ronflements, et conservant seulement de l'agitation des tendons; il expira à 8 heures du soir.

Résumé. — Accès de *delirium* à la suite d'une fracture du sternum. Présomptions de lésion traumatique du crâne. Mort.

Obs. VI. — S..., vigneron. J'ai été appelé plusieurs fois à le traiter pour des accès de délire alcoolique. .

Je l'ai traité la dernière fois par l'extrait d'opium, qu'il était arrivé à prendre progressivement jusqu'à la dose énorme de 2,00 par jour, mais sans pouvoir se débarrasser entièrement des hallucinations. J'ai supprimé le médicament après plusieurs jours d'administration de cette dernière dose, parce que je n'en obtenais d'autre effet que deux vomissements survenus le dernier jour. Le malade et sa femme m'affirmaient (et j'ai lieu de les croire de bonne foi) que les pilules étaient prises exactement.

S... succomba quelques années plus tard à la suite d'un accès épileptique.

Obs. VII. — T..., trente-cinq ans, ferblantier, d'une santé délicate, a déjà eu plusieurs accès de *delirium tremens*, d'intensité médiocre, et qui ont été traités par les purgatifs et les opiacés. Ces accès n'ont jamais duré que peu de jours. Depuis plusieurs années il est affecté de tremblement aux mains et aux lèvres quand il parle. Sa boisson favorite est le vin, que du reste il supporte fort mal et qui le grise rapidement.

Le 21 janvier. Il s'était déjà grisé deux fois cette semaine, quand il fut obligé avant-hier de travailler dans un puits, et comme le froid était très-vif, il fit sans doute une forte consommation de vin pour se réchauffer. En rentrant chez lui, il est pris subitement d'un violent point de côté avec fièvre, toux, vomissements, soif, céphalalgie etc. On remarqua de plus une recrudescence dans son tremblement habituel, ce qui, avec la fixité du regard, joint au changement d'humeur, avait été déjà plusieurs fois un indice certain de l'approche du *delirium tremens*.

Julep diacodé ; frict. avec lin. vol. camphré.

Le 22. La bronchite va mieux et le malade se sent soulagé. Pouls 80, large, sans résistance. Langue chargée. Yeux hagards, sans injection, mais ne cuisant plus autant qu'hier. Inf. de Vienne, 120.

Le 23. A été plusieurs fois à la garde-robe. Le point de côté a disparu, la toux est insignifiante, mais le malade est agité ; il s'est éveillé plusieurs fois dans la nuit avec le cauchemar, et aussitôt qu'il ferme les yeux, il croit voir devant lui des spectres, des insectes, des personnes qui lui parlent. Sueurs abondantes. Pouls comme hier. Julep diacodé.

Le 24. Les hallucinations et l'agitation empirent. Inf. de Vienne, 90 ; pour le soir, 0,15 extr. opium dans une potion de 120, à prendre par cuillerées à bouche.

Le 25. L'état du malade empire ; il ne peut dormir et s'efforce sans trève de lutter contre les hallucinations qui l'obsèdent.

Le 26. Pendant la nuit, le délire devient assez fort pour que l'on soit obligé de faire maintenir le malade par plusieurs hommes. De 4 heures du matin à 6 heures du soir il prend 0,80 extr. thébaïque par cuillerées de quart d'heure en quart d'heure, mais sans amélioration ; le pouls à 100, large, très-dépressible, s'affaiblit de plus en plus, et le malade mourut dans la nuit au milieu d'une agitation extrême.

Résumé. — Cette observation présente le fait intéressant d'un accès de délire survenu à l'occasion d'une affection interne aiguë, quoique sans gravité. Peut-être en insistant davantage sur l'administration de l'opium et en le donnant à plus fortes doses, eût-il été possible de calmer à temps le délire, qui a emporté ce malade dans l'espace de six jours.

Obs. VIII. — W..., vigneron, cinquante-cinq ans. Robuste, habituellement bien portant, adonné aux excès de vin et d'eau-de-vie. Premier accès de *delirium tremens* il y a dix ans, un second il y a six ans.

Le 18 novembre. En faisant un effort, il ressentit subitement une violente douleur dans le mollet gauche, accompagnée d'un claquement sec et suivie d'engourdissement de la jambe et d'exagération de la douleur quand il s'appuyait sur ce membre. On voit à la partie inférieure du mollet une nodosité du volume d'une noix, très-dure, très-douloureuse; la douleur est parfaitement circonscrite à la tumeur et les mouvements sont libres dans la jambe et le pied. La palpation du tendon d'Achille est indolore. Langue saburrale.

Le 19. 6 sangsues. Citrate de magnésie, 30. Repos au lit.

Le 20. Nuit mauvaise, sommeil agité par des rêves; l'agitation continue pendant la journée et s'aggrave vers le soir. A partir de 8 heures du soir, il croit voir la chambre remplie de personnes qui, sans lui adresser la parole, ne le quittent pas du regard, s'approchent du lit, y portent la main, s'y couchent à côté de lui, mais sans lui faire aucun mal. Il voit aussi des papillons blancs qui voltigent autour de son lit et un chat qui s'avance sans cesse vers lui. Il lui semble avoir la figure fouettée par la grêle, dont il prétend également entendre le bruit; mais toute vision disparaît dès qu'il se lève.

Le 21. Sueurs abondantes. Il a les sclérotiques ictériques; les yeux, injectés, le cuisent et par moments se voilent comme par un brouillard. Arc sénile sur la cornée, pas d'ulcération. Appétit, ventre libre, urines normales, tremblement des mains et des lèvres.

Aliments; café noir; frict. sur le mollet avec espr. de savon, et le soir, 5 pil. de 0,05 extr. thébaïque d'heure en heure.

Le 22. Même état. Les hallucinations continuent et le sommeil est à tout instant interrompu pour que le malade puisse s'assurer par le toucher de l'inanité de ses impressions. Appétit bon, ventre libre. Pouls 60, calme. Prend encore 10 pil.

Le 23. Nuit très-agitée; s'endort à 3 heures du matin après la dernière pilule, mais il est bientôt chassé de son sommeil par un vomissement de glaires. Pouls faible, 72. Pas de selle; appétit. Prend 45,00 de ricin et 15 pil. d'extr. d'opium.

Le 24. Nuit mauvaise, les hallucinations sont plus persistantes. Sommeil fréquemment interrompu. Prend la dernière pilule à 7 heures, et à 9 heures il a deux vomissements de bile; deux selles. Dans la journée il dort pendant trois heures d'un sommeil agité; soubresauts de tendons, pouls 56. Il se réveille, brisé de fatigue, mais se sentant soulagé. Yeux injectés.

15 pil. d'heure en heure; on les suspendrait si le malade se calmait ou s'endormait.

Le 25. Délire tranquille; même état du reste. 20 pil.

Le 26. Plusieurs heures de sommeil. Bain entier; 20 pil.

Le 27. A achevé ses pilules hier soir et a dormi six heures de suite pendant la nuit. Journée assez tranquille.

Extr. opium, 0,50; extr. quinquina, 0,20, pour 10 pil. de deux en deux heures.

Le 28. Journée assez calme, mais les hallucinations persistent. Bain; bouillon.

Le 29 et le 30. Hier soir, W... a eu une diarrhée qui l'a beaucoup fatigué pendant la nuit, et qui paraît provenir de ce qu'il avait mangé une poire. C'est la première nuit où les hallucinations aient cessé; il se plaint encore de bourdonnements d'oreilles, mais du reste toutes les fonctions s'accomplissent régulièrement. Plus de médicaments.

Le 31. Va bien. La marche éveille encore de la douleur dans le mollet. Depuis cette époque, W... n'a pas discontinué ses excès et a eu plusieurs accès de *delirium tremens* plus ou moins violents, qui sont en tout point analogues à celui que je viens de décrire. L'opium, donné à la dose de 0,05 par heure, eut toujours promptement raison du délire, et les hallucinations étaient toujours les dernières à céder. Il ne se ressent plus de la rupture du tendon du plantaire grêle.

Résumé. — Alcoolisme chronique. Rupture du tendon du plantaire grêle provoquant un accès de *delirium tremens* dans un moment où la distillation de l'eau-de-vie et le vin nouveau poussaient W... à des excès de boisson plus considérables. Affection des yeux. Opium donné à haute dose, mais l'administration est irrégulière à cause des nombreux moments de sommeil. Un sommeil plus prolongé annonce la fin de l'accès. Ralentissement du pouls sous l'influence du médicament. Vomissements; diarrhée.

Obs. IX. — X..., vigneron, trente-deux ans. Robuste, habituellement bien portant, grand buveur de vin, a déjà eu plusieurs accès de *delirium tremens* peu intenses.

Depuis quelques jours on remarque dans sa manière d'être une agitation et une inquiétude étranges; sa physionomie exprime l'égarement; ses mouvements sont plus précipités et plus tremblants que jamais, et son corps est sans cesse baigné de sueur. Hier, étant à la chasse, il fit feu sur un buisson qu'il prenait pour un lièvre, et un peu plus loin, voyant un enfant perché sur un arbre pour abattre des noix, il tira dessus, croyant avoir affaire à un gros oiseau. Nuit très-agitée; hallucinations de l'ouïe et de la vue (insectes, hommes), mais qu'il parvient à vaincre.

Le 6 octobre 1865. Figure animée, yeux injectés, regard

fixe , grande tendance au strabisme interne ; loquacité, parole brève ; tremblement des mains et de la langue ; il peut encore lire assez couramment. Sueurs abondantes, frissonnements. Tête lourde, sans céphalalgie. Sécheresse de la bouche , langue blanche; pas de selle depuis hier matin. Pouls 85, petit. Insomnie absolue. Les hallucinations de l'ouïe et de la vue deviennent de plus en plus persistantes, et il est incapable d'en reconnaître la vanité. L'agitation est telle qu'il faut le faire maintenir au lit par la force. Bouillon, eau fraîche, repos au lit; 10 pil. de 0,05 extr. opium de deux en deux heures.

Le 7. Pas de changement; a pris ses pilules. Il en prend en plus 10 autres, qu'on lui donne irrégulièrement et souvent plusieurs à la fois, dans l'espoir de hâter l'apaisement. Quelques moments de sommeil dans la journée ; le soir je prescris 1,00 extr. opium dans julep 120, 1 cuill. à bouche par heure, avec recommandation de suspendre en cas de sommeil.

Le 8. Quelques moments de sommeil très-courts; cependant il est un peu plus calme et on a moins de peine à le maintenir au lit. 1,00 extr. thébaïque dans julep 120.

Le 9. Nuit sans sommeil; dort un peu dans la journée et à son réveil les hallucinations le quittent, mais sans toutefois que le calme puisse entièrement se rétablir. Pas de selle. Il fait un repas et malgré ma défense on lui donne du vin; il sort de table dans une grande agitation et parcourt la maison, armé de son fusil, à la recherche d'ennemis imaginaires.

Le 10. On lui donne à midi, de deux en deux heures, 2 pil. 0,10 d'extr. d'opium jusqu'à 10 pil. A pris ce matin 25,00 teint. jalap et a eu plusieurs selles. Du reste, même état. Pouls petit, faible, à 56.

Le 11. Pas de changement dans la journée; ce n'est que le soir qu'il s'endort enfin profondément.

Le 12. Va mieux; pas de selle.

Eau de Friedrichshall; pouls 80, large, mou.

Le 17 juillet 1866. Depuis quelques jours il redouble ses anciens excès, et l'on voit reparaître peu à peu les précurseurs d'un nouvel accès : incohérence d'idées, agitation; inquiétude incessante, fixité des yeux, absence de sommeil, et passagèrement des hallucinations de l'oreille et de la vue. Il ne mange absolument plus rien, depuis qu'il boit tant.

Le 18. Les symptômes ne font qu'empirer, et les hallucinations sont incessantes (il voit des spectres, des hommes, et s'entretient avec eux). Cependant il reconnaît les assistants, et leur promet de renoncer à sa funeste passion. A pris ce matin 1/2 cruchon Püllna.

Le 21. Ce soir, en poursuivant dans la grange des êtres imaginaires, il tomba subitement à terre, se tordant en proie à un accès épileptiforme (congestion de la face, convulsions des bras et des jambes, les poings fermés, écume à la bouche, le tout se terminant par des ronflements). Le malade n'eut jamais conscience de cet accès; quand on le releva, il était complétement aveugle : il avait les yeux bleu clair et les pupilles étaient tellement rétrécies qu'elles étaient pour ainsi dire complétement fermées. Conjonctives injectées ; ecchymoses de la face. 8 sangsues aux tempes; 1/2 Püllna ; d'heure en heure 0,05 extr. thébaïque (24 pil.). Pouls 75.

Le 22. Pas d'effet narcotique; 24 pil.; 8 sangsues.

Le 23. On continue l'extr. thébaïque, qui jusqu'à présent n'a encore amené ni calme ni même de constipation.

Le 24. L'état des yeux est toujours le même; la vue, presque abolie, ne distingue qu'à peine l'ombre des objets, et encore quand ils sont fortement éclairés; les pupilles presque effacées, les conjonctives injectées, les cornées se ternissent de plus en plus. Délire furieux, hallucinations incessantes, ne dort pas un instant; demande à grands cris à manger et à boire, et, malgré ma défense, parvient à se faire donner du vin. Pouls 75. Depuis hier soir on a dû lui mettre la camisole de force. A eu une garde-robe.

1/2 Püllna; de deux en deux heures 0,05 sulfate de morphine.

Le 25. Le calme revient avec le sommeil; a pris 4 poudres et a craché la 5e. Cornées érodés, du reste même état des yeux. Les paupières sont collées par de la matière sébacée; le malade se frotte continuellement les yeux (depuis le début de la maladie).

Pas de médicaments à l'intérieur; instillations belladonées dans les yeux.

Le 26. A son réveil hier soir, il prit encore un paquet de 0,05 sulfate de morphine. Nuit assez calme; la raison revient; soubresauts de tendons. Hier soir je constatai la perforation centrale des deux cornées avec de larges érosions de leur surface; pupilles dilatées; la conjonctive, injectée et gonflée, entoure les cornées comme d'un bourrelet rouge. Œdème des paupières.

Pendant la nuit il prend encore 2 paquets de sel de morphine. Pouls 52.

1/2 cruchon Püllna. Suppr. la morphine; instillat. belladonées.

Le 27. Nuit mauvaise; le délire est revenu, et il a fallu remettre la camisole de force. La chambre antérieure des deux yeux est de nouveau remplie; du reste même état des yeux; ne voit pas. Sueurs froides; peau terreuse, pommettes rouges; 2 garde-robes.

Bouillon; 1/2 Püllna; 10 paq. de sulf. morphine 0,05 de deux en deux heures.

Le 28. Le délire a continué toute la nuit. S'est endormi ce matin après le 10e paquet. Pouls 48, mou, non déprimé. Les yeux coulent incessamment; les cornées, de nouveau aplaties, sont couvertes comme d'une couche de pus. Ne frotte plus les yeux et en général il reste très-tranquille. Respiration plus lente qu'à l'état normal.

Aliments; 1/2 Püllna; vésicatoire derrière l'oreille; 0,05 sulfate de morphine de deux en deux heures dans le cas où l'agitation recommencerait. Instillat. belladonées.

Le 29. Plus de délire. L'intelligence n'est pas encore revenue, mais les réponses sont nettes. Pouls, 52; respiration lente, sueurs froides des extrémités, peau terreuse, pommettes rouges. Même état des yeux. Le malade sommeillant toujours, on n'a pas donné de morphine.

Le 30. Il a recommencé à bavarder et à s'agiter hier soir et a repris 4 paquets de morphine. Ce matin, le délire continue avec les hallucinations; on n'a pas pu le retenir au lit. Refroidissement général, sueurs froides, amaigrissement considérable, peau jaune. N'a jamais cessé de manger de bon appétit; soif; pouls 54, plus petit qu'hier. Les paupières sont collées, mais l'œdème a disparu; les yeux coulent sans cesse, mais les chambres antérieures sont remplies; larges ulcérations au centre de la cornée s'étendant jusqu'à $0^m,002$ du bord; le fond de ces ulcérations est louche; hypopion à gauche.

Collyre au sulf. zinc; 7 paquets de 0,05 sulf. morphine de deux en deux heures; boissons chaudes, frictions sèches avec des linges chauffés.

Le 31. Prend encore 3 poudres aujourd'hui. Chambre antérieure vidée aux deux yeux. Divague encore par moments; la chaleur revient; pouls 56.

Le 1er août. Même état. Prend encore 5 poudres. Bain tiède.

Le 2. Même état. 5 poudres.

Le 3. Même état. Pouls 48, froid; constipation; 5 poudres.

Le 4. Ne délire plus, mais il est toujours agité. Même état des yeux. Suppr. la morphine. Appétit.

Bain. Potion stibiée à 0,10 avec 30 sulf. morphine.

Le 5 et le 6. Pas de changement jusqu'à hier soir. Le sommeil et le calme reviennent.

Le 8. Continue à mieux aller. Pouls 80, sans dureté. Appétit; soif. Pas de médicaments. Instillat. de sulf. zinc.

Le 13. Les ulcères des cornées ont de la peine à se cicatriser; la vue est presque nulle.

Instillations de belladone et de sulf. zinc.

Le 25. Les ulcères sont guéris, mais il reste à leur place des taies épaisses qui empêchent la lumière de pénétrer dans le fond de l'œil.

Le 19 septembre. Même état. Instillations de laudanum et de sulf. de zinc dans les deux yeux.

Le 10 décembre. X... a repris ses anciens excès de boissons. Nouvel accès de *delirium tremens*. Insomnies; hallucinations; délire; sueurs froides; tremblements; fonctions digestives bonnes.

Les taies des deux cornées se ramollissent et s'ulcèrent; elles sont sillonnées de nombreux vaisseaux, qui vont tous se rendre à la conjonctive vers l'angle interne de l'œil. Pupilles contractées.

Instillations de nitrate d'argent en solution. Prendra de deux en deux heures un paquet de 0,05 sulfate de morphine, à suspendre en cas de sommeil.

Le 11. Nuit agitée; a vomi deux fois. Journée plus calme; s'assoupit dès qu'il s'assied. Pouls 80; fonctions digestives normales.

Le 12. Va mieux. Dort par moments.

Le 13. Achève sa 20e poudre de morphine. Continue à bien aller.

Les ulcères des cornées guérissent et sont remplacés par des taies vasculaires.

Résumé. — *Delirium tremens* traité d'emblée par l'extr. d'opium à haute dose, et commençant à céder le deuxième jour de traitement, qui du reste est continué. Le mieux se maintenait le troisième jour et faisait espérer un prompt rétablissement, quand il y eut un nouvel accès des plus violents à la suite d'un écart de régime. Cette rechute est traitée par l'opium à dose très-élevée et cède dans le cours de la deuxième journée. Pendant cette rechute, le pouls tomba jusqu'à 56 par minute, pour se relever dès que le médicament eut été supprimé.

Quelques mois plus tard, nouvelle atteinte du mal, accompagnée, dès le début, d'un accès d'épilepsie. A la suite de cet accès convulsif, la vue s'éteignit momentanément (peut-être par le fait de l'occlusion des pupilles), et peu de jours après, la cornée fut perforée des deux côtés par des ulcères très-étendus. Ces ulcères guérirent peu à peu, mais laissèrent après eux des taies qui ont grandement compromis la vision. Le malade fut soumis, immédiatement après cet accès d'épilepsie, au traitement par l'opium, joint à un traitement dérivatif dirigé contre l'affection cérébrale. Il prit soigneusement ses médicaments, mais peut-être à cause de nouveaux écarts de régime ou de quelque autre négligence des gardes, l'amélioration se fit attendre longtemps. Au bout de quatre jours d'administration infructueuse, je prescrivis le sulfate de morphine à la place de l'extr. thébaïque.

Cette fois l'amélioration ne tarda pas à se montrer, mais il paraît que la médication eût dû être continuée plus long-temps pour éviter un retour du délire. L'action sédative fut rapide cette fois, mais ne se maintint pas, car comme j'avais jugé prudent de suspendre le médicament à cause du ralentissement considérable de la circulation et des mouvements respiratoires, le délire reparut; cette dernière rechute ne guérit pas entièrement, malgré l'insistance avec laquelle on administra le sel de morphine. Au bout du sixième jour, le malade ne délirait plus, mais restait très-agité; je fis prendre une potion stibiée, et la guérison fut complète au bout de quatre jours.

Un dernier accès est rapidement guéri par le sel de morphine donné avec une certaine insistance jusqu'au retour complet de la tranquillité.

Obs. X. — Z..., vigneron, soixante ans, astreint à des travaux de bureau qui l'occupent une bonne partie de la journée. Habituellement bien portant, ce n'est que l'hiver dernier que sa santé commença à être ébranlée; il se plaignit de maux de tête avec vertiges et éblouissements et fut traité par les émissions sanguines et les purgatifs. Fort buveur de vin.

Dans ces derniers temps, il buvait encore plus que de coutume, tout en se livrant avec plus d'assiduité à ses écritures; troubles gastriques, vertiges, injection des yeux.

Le 18 juin 1867. Il eut aujourd'hui deux accès d'épilepsie bien caractérisés et se suivant à court intervalle. Après le deuxième accès il y eut des vomissements; pouls 100, petit, sans dureté.

6 sangsues; glace sur le front; lavement purgatif.

Le 19. Agitation incessante; on est obligé de le maintenir de force dans son lit. Face animée, yeux injectés; loquacité; sueurs profuses; peu à peu l'intelligence disparaît et il survient des hallucinations de la vue et de l'ouïe.

8 sangsues; glace; sinapismes; lavement purgatif.

Le 20. Délire furieux, augmentant de violence le soir. Une forte saignée (700) n'est suivie d'aucune amélioration. Une selle spontanée.

Le 21. Même état. Il commence ce matin à prendre d'heure en heure des paquets de 0,02 sulf. morphine. Vers le soir il commence à s'affaisser et il s'endort pour ainsi dire en se débattant. A 6 heures du soir, le pouls est à 80, petit, sans dureté. Respiration ronflante, irrégulière, très-lente (je compte 4, 6 et 8 inspirations par minute), se faisant, pour ainsi dire, par profonds soupirs. Yeux injectés, cornées nettes, conjonctives purulentes. Les tendons sont sans cesse agités de soubresauts pendant le sommeil. On donne plusieurs lavements.

Le 22. A pris depuis hier jusqu'à ce matin, dans les moments d'interruption du sommeil, 13 paquets de 0,02 sulf. de morphine. A son réveil, ce matin, l'intelligence est revenue, mais le malade est en proie à une inquiétude qui menace à tout moment de dégénérer en délire. Il continue la morphine et se rendort au troisième paquet. Pouls à 80 ; respiration lente (4 à 6 inspirations par minute). Sueurs profuses ; soubresauts de tendons ; 1 selle ; on a encore donné un lavement simple.

Le 23. A son réveil, le malade paraît calme et en possession de son entière intelligence. Suppr. la morphine. Depuis ses accès convulsifs, il n'a pris que de l'eau fraîche, en dehors des médicaments.

Le 24. L'agitation revient vers le soir, se continue pendant le sommeil et dégénère ce matin en délire furieux des plus violents. Reprend ses poudres, et à la septième il s'endort ; à la neuvième le sommeil fut tellement profond qu'un bain put être donné à ce moment sans que le malade s'éveillât pour ainsi dire. Ralentissement du pouls.

Le 25. Reprend connaissance, mais reste encore sous l'influence du narcotique. Même état des yeux ; sueurs abondantes ; pas de constipation. Voix fortement enrouée ; tousse. Il s'est probablement refroidi pendant qu'on lui faisait les applications de glace. Pouls 80. Refuse de prendre autre chose que de l'eau.

Le 26. La toux augmente ; crachats verdâtres, visqueux ; point de côté en avant à droite, sous le mamelon, perçu seulement dans les inspirations profondes. Râles sous-crépitants très-rares et disséminés ; pas de souffle, pas de matité. Pouls 80.

Le 27. Tousse de plus en plus fort et plus fréquemment.

Le 28. Va plus mal; la toux augmente, crachats rouillés. A partir d'aujourd'hui, la pneumonie devient de plus en plus grande; le malade se décide à reprendre les médicaments : émétique 0,15, extr. d'opium 0,05 dans un julep 120,00. Vésicatoire.

Le 29. Toux fréquente, point de côté insupportable de violence, respiration très-oppressée.

Le 5 juillet. La fièvre augmente; frissons; souffle tubaire sous l'omoplate droite; les crachats deviennent purulents; le pouls s'affaisse; délire; mort le 10 juillet.

Résumé. — Après une période prodromale de plusieurs jours, le *delirium tremens* débute par deux accès d'épilepsie. Le délire, d'une violence extrême, fut combattu par le sulfate de morphine à haute dose, qui parut d'abord réussir; mais l'amélioration ne fut que passagère et le malade succomba à une pneumonie passée au 3e degré. On sait que la pneumonie est une des affections qui terminent fréquemment la carrière des ivrognes atteints de délire alcoolique.

J'ai tâché de relater aussi succinctement qu'il m'a été possible, sans en altérer la clarté, l'historique de 10 cas de *delirium tremens;* sauf 2 ou 3 cas, dont les notes ont été égarées, ce sont là tous ceux qui se sont présentés à mon observation, et j'insiste sur ce détail parce que je tiens à faire ressortir combien toutes ces observations se ressemblent entre elles. Je vais à présent essayer de résumer le tableau de cette affection tel que me l'a montré mon observation personnelle et en dehors de toute préoccupation bibliographique.

L'abus habituel de vin blanc pendant un temps prolongé a été la cause prédisposante chez la plupart de mes malades, et ce n'est que dans les obs. I et VIII qu'il s'y joignait l'abus d'eau-de-vie de marc de raisin.

L'accès de *delirium tremens* était déterminé ordinairement

(13 fois) par une recrudescence d'excès continués pendant un certain nombre de jours de suite; chez les sujets des obs. III, IV et V, l'accès éclata à la suite d'une fracture; dans l'obs. VIII, à la suite de la rupture du plantaire grêle, et dans l'obs. VII, à la suite d'une affection interne.

A part l'obs. VII, tous les malades étaient des vignerons; 1 et 3 étaient vignerons et tonneliers; le plus jeune avait trente-deux ans et le plus âgé soixante-cinq ans. C'étaient tous des hommes robustes, de bonne constitution, ordinairement bien portants et n'ayant d'autre tare qu'un degré d'alcoolisme chronique plus ou moins avancé : T... seul faisait exception.

D'une manière générale, les époques de l'année où le délire alcoolique se présente de préférence dans notre vignoble, sont celles où les vignerons sont entraînés à des excès de boissons plus considérables par les travaux les plus pénibles de la viticulture (le piochage), par le transvasement des vins dans les caves coïncidant avec la fenaison, et par la distillation de l'eau-de-vie, qui se fait vers le commencement de l'hiver, au moment du vin nouveau, dont les vignerons sont particulièrement friands.

Avant d'être pris du *delirium tremens*, les malades présentent tous des symptômes d'alcoolisme chronique à un degré plus ou moins avancé : tremblements des mains, dyspepsie (absence ou diminution d'appétit, maux de cœur et vomissements glaireux le matin), et souvent ils portent dans la physionomie la marque caractéristique de leur funeste passion. Après une recrudescence d'excès qui a duré plus ou moins de temps, le malade est pris d'une inquiétude vague, il ne tient plus en place, il a des insomnies, des sueurs profuses, ses mains tremblent de plus en plus fort, puis surviennent les hallucinations, et ces symptômes, s'aggravant de plus en plus rapidement, ne tardent pas à le jeter dans le délire le plus violent.

Pendant ces hallucinations, qui frappent les sens de la vue ainsi que ceux de l'ouïe, les malades croient voir des in-sectes ou d'autres animaux qui se promènent sur leur lit et des personnes avec lesquelles ils s'entretiennent; et quand, obsédés par ces images, ils quittent leur lit pour les saisir avec la main, on observe que c'est à tâtons qu'ils se guident et sans savoir éviter les obstacles que la main ne rencontre pas d'abord. Mais l'abolition de la vue n'est pas durable chez ces malades, car on constate presque toujours, même au plus fort du délire, qu'ils reconnaissent le médecin, ainsi que les personnes qu'ils voient habituellement autour d'eux, mais ce n'est que très-passagèrement. Lorsqu'on cherche à empêcher le malade de quitter son lit, il se défend avec une extrême énergie, et j'en ai vu lutter de la sorte contre leurs gardiens pendant des journées et des nuits sans trève ni répit.

Un symptôme qui ne manque presque jamais, c'est l'injec-tion des conjonctives, qui étaient purulentes dans l'obs. X; et si dans son délire le malade paraît peu sensible à la dou-leur, il faut faire exception pour la cuisson des yeux, à en juger par l'insistance avec laquelle il y porte la main pour les frotter.

J'ai rapporté plusieurs cas de lésions graves de la cornée, d'ulcères plus ou moins étendus et quelquefois perforants. J'ignore si ces dernières lésions ont jamais été signalées, mais elles me rappellent les faits de gangrène observés dans des cas de lésion des centres nerveux ou plutôt de troubles dans la circulation des parties entraînant des troubles dans leur nutrition.

Je désirerais rappeler ici un fait que j'ai observé dans mon voisinage, et qui ne prendrait place dans ce travail qu'en qualité de lésion de l'œil survenu chez un ivrogne. Il s'agit d'un ouvrier qui fait journellement de grands abus de vin et d'alcool, et qui par moments est pris d'une véritable rage de boisson, perdant alors entièrement sa raison et ne dégrisant pas pendant des semaines entières; puis tout d'un coup, comme s'il était pris de dégoût, il renonce entièrement à ses liqueurs favorites, mais pour bientôt retomber dans ses anciens excès. C'est un ivrogne qui a des accès de dipsomanie, mais qui n'a jamais eu d'accès de *delirium tremens*. Il venait d'achever une semaine où il n'avait pas dégrisé un seul instant, quand le matin, à son réveil, il s'habilla et se mit à parcourir la maison comme s'il cherchait quelque objet égaré, mais incapable de prononcer une parole et sans avoir aucune connaissance. On le coucha dans son lit ivre-mort, et je le retrouvai le lendemain matin revenu à lui, mais ayant les deux yeux injectés de sang et une ulcération assez large sur la cornée droite.

Les sens de l'ouïe et du toucher sont beaucoup moins profondément troublés et d'une manière moins persistante. Je ferai encore remarquer que les malades ont ordinairement montré beaucoup de bonne volonté pour prendre les aliments et les boissons qu'on leur présentait, ainsi que les médicaments, même ceux qui étaient désagréables au goût. Il est intéressant de constater que les fonctions digestives et la circulation prennent relativement peu de part au trouble général de l'organisme.

J'ai noté quatre fois des accès épileptiformes survenus au début ou pendant le cours de l'accès ; le malade de l'obs. VI est mort en voyage pendant un de ces accès d'épilepsie.

Après une durée variable de ce délire, les mouvements désordonnés deviennent de moins en moins énergiques et peu à peu le malade s'affaisse et tombe dans un sommeil lourd et profond. Il est curieux de constater, pendant ce sommeil, les derniers vestiges du délire, qui se traduisent en soubresauts continuels des tendons, surtout manifestes aux mains et aux avant-bras; c'est comme si les muscles cherchaient encore à se contracter, mais sans plus réussir qu'à soulever leurs cordes tendineuses. Dès que le malade commence à s'assoupir, on peut prévoir la fin prochaine de l'accès de délire.

Les premiers moments du réveil sont courts, et le malade y paraît comme abasourdi, mais peu à peu le sommeil devient plus calme et plus régulier, et le réveil revient plus complet; les hallucinations persistent encore, mais elles sont moins intenses et disparaissent peu à peu. La durée des accès est variable, et ils ne laissent pas de traces de leur passage.

Il paraît que la guérison spontanée est le mode de terminaison naturel de la maladie; mais je n'ai pas eu lieu, pour mon compte, de me louer de l'expectation, et je suis convaincu qu'un traitement convenablement dirigé peut de beaucoup hâter cette guérison. On se demandera d'ailleurs s'il est d'un médecin prudent d'assister, les bras croisés, à des scènes d'une pareille violence, et cela dans l'intérêt à la fois du malade et des personnes qui l'entourent; je n'ai pu qu'une seule fois obtenir des familles un usage timide de la camisole de force, et encore le malade parvint à s'échapper et se mit à parcourir la maison avec son fusil armé : c'est le même qui, la veille, avait fait feu sur un enfant (obs. IX). Je rappellerai encore le malade (obs. I) qui, pendant près de quarante-huit heures, soutint sans répit une lutte acharnée contre six hommes dévoués et vigoureux.

Le mode de traitement auquel j'ai eu recours était l'administration de l'extrait gommeux d'opium et du sulfate de morphine, et j'ai acquis la conviction que pour arriver sûrement à l'assoupissement précurseur de la fin de l'accès, il faut donner le médicament à hautes doses, d'emblée et coup sur coup. La tolérance pour l'opium, chez les malades atteints de délire alcoolique, est un fait bien reconnu, et on a pu voir que je suis arrivé à prendre pour règle de donner à mes malades, aussitôt le diagnostic fixé, des pi-

www.ingramcontent.com/pod-product-compliance
Ingram Content Group UK Ltd.
Pitfield, Milton Keynes, MK11 3LW, UK
UKHW021650090726
13657UKWH00004B/1887